四川省凉山州预防艾滋病、梅毒和乙肝母婴传播工作实用手册

主 编 王 前

中国协和医科大学出版社

北 京

图书在版编目（CIP）数据

四川省凉山州预防艾滋病、梅毒和乙肝母婴传播工作实用手册 /
王前主编. —北京：中国协和医科大学出版社，2023.6
ISBN 978-7-5679-2195-5

Ⅰ.①四… Ⅱ.①王… Ⅲ.①新生儿疾病-获得性免疫缺陷
综合征-垂直传播-预防（卫生）-凉山彝族自治州-手册 ②新生
儿疾病-梅毒-垂直传播-预防（卫生）-凉山彝族自治州-手册
③新生儿疾病-乙型肝炎-垂直传播-预防（卫生）-凉山彝族自
治州-手册 Ⅳ.① R512.910.1-62 ② R759.101-62

中国国家版本馆CIP数据核字（2023）第088544号

四川省凉山州预防艾滋病、梅毒和乙肝母婴传播工作实用手册

主　　编： 王　前
责任编辑： 沈冰冰　胡安霞
封面设计： 许晓晨
责任校对： 张　麓
责任印制： 张　岱

出版发行　中国协和医科大学出版社
　　　　　　（北京市东城区东单三条9号　邮编100730　电话010-65260431）
网　　址： www.pumcp.com
经　　销： 新华书店总店北京发行所
印　　刷： 三河市龙大印装有限公司

开　　本： 880mm×1230mm　　1/32
印　　张： 2.125
字　　数： 55千字
版　　次： 2023年6月第1版
印　　次： 2023年6月第1次印刷
定　　价： 35.00元

ISBN 978-7-5679-2195-5

编者名单

主　　编　王　前

副主编　王潇滟　覃清华　刘伟信

编　　者　（按姓氏笔画排序）

王　雨　王　前　王爱玲　王潇滟　丘小霞

乔亚萍　刘伟信　苏　敏　苏穗青　李　珍

吴君梅　何　丹　张　刚　张　燕　林　霞

姚　慧　彭　竞　覃清华　谢小花　蔡　琳

樊鹤莹

前　言

　　艾滋病是严重的全球性公共卫生问题。近年来，联合抗病毒治疗的推广有效地抑制了人类免疫缺陷病毒（HIV）复制、减少了HIV传播。许多生育期感染妇女对于生育一个未受HIV感染的宝宝有迫切需求，预防艾滋病、梅毒和乙肝母婴传播意义重大，其实施可显著降低孕产妇和5岁以下儿童的死亡率，提高出生人口质量，切实保护妇女儿童健康。我国于2001年启动预防艾滋病母婴传播试点工作，2010年开始综合开展预防艾滋病、梅毒和乙肝母婴传播工作，2015年实现了全国覆盖，建立了预防母婴传播综合服务模式，各项干预措施得到进一步落实，预防母婴传播工作取得了明显成效。而在四川省凉山彝族自治州（以下简称凉山州），由于特殊的地理环境和较为落后的医疗条件，预防母婴传播工作面临极大挑战。

　　为提高基层医疗卫生人员预防母婴传播综合防治技能和管理能力，更规范地服务于当地妇女儿童，中国疾病预防控制中心妇幼保健中心和中国性病艾滋病防治协会共同组织编写了本手册，专门用于指导四川省凉山州预防艾滋病、梅毒和乙肝母婴传播工作实际操作。

　　本手册以《预防控制艾滋病宣传教育知识要点》和《预防艾滋病、梅毒和乙肝母婴传播工作规范（2020年版）》为依据，重点介绍预防母婴传播工作各环节的知识要点、操作规范和步骤等。内容包括：预防母婴传播的咨询和检测服务，孕产妇预防母婴传播干预服务与流程、转诊机制、信息收集与上报，预防母婴传播中的职业暴露，以及实验室检测技术等。

本手册编写工作得到了中国健康教育中心、广西壮族自治区妇幼保健院、四川省妇幼保健院、成都市公共卫生临床医疗中心、四川省凉山州妇幼保健和计划生育服务中心的大力支持和帮助。在此一并致谢！同时感谢编写人员的辛勤付出！感谢所有提供支持和修改建议的相关人员。

由于时间仓促，本手册难免有诸多不足，希望广大读者在使用过程中及时提出修改意见，以便今后修订完善。

编　者

2023年2月

目　录

第一章　健康教育与咨询 ……………………………………………… 1

　第一节　健康教育 …………………………………………………… 1

　第二节　艾滋病、梅毒和乙肝感染妇女咨询 …………………… 4

　第三节　感染妇女与避孕 ………………………………………… 8

第二章　国家及地方妇幼健康项目与工作要求 …………………… 10

　第一节　国家、地方妇幼健康项目 ……………………………… 10

　第二节　四川省凉山州预防母婴传播工作要求和政策支持 …… 12

　第三节　相关部门和机构职责 …………………………………… 16

第三章　孕产妇艾滋病、梅毒和乙肝的实验室检测 ……………… 20

　第一节　常用检测方法与检测时间 ……………………………… 20

　第二节　孕产妇艾滋病检测 ……………………………………… 21

　第三节　孕产妇梅毒检测 ………………………………………… 24

　第四节　孕产妇乙肝检测 ………………………………………… 27

第四章　预防艾滋病母婴传播干预服务技术要点 ………………… 29

　第一节　孕产妇抗病毒治疗方案 ………………………………… 29

　第二节　婴儿抗病毒用药 ………………………………………… 31

　第三节　安全助产服务 …………………………………………… 33

　第四节　HIV感染孕产妇所生儿童喂养指导 …………………… 35

　第五节　HIV感染孕产妇所生儿童监测和随访 ………………… 37

　第六节　HIV感染孕产妇所生儿童疫苗接种 …………………… 40

第五章　预防梅毒母婴传播干预服务技术要点 …………………… 41

　第一节　梅毒感染孕产妇治疗 …………………………………… 41

第二节　儿童预防性治疗　……………………………　42

第三节　先天性梅毒的诊断与治疗　………………　44

第六章　预防乙肝母婴传播干预服务技术要点……………　46

第一节　乙肝感染孕产妇干预　………………　46

第二节　乙肝感染孕产妇所生儿童干预　……………　46

第七章　HIV和梅毒感染妇女及所生儿童的转介……………　48

第一节　HIV感染孕产妇及所生儿童的转介……………　48

第二节　梅毒感染孕产妇及所生儿童的转介　……………　49

第八章　艾滋病单阳家庭管理……………………………　50

第一节　单阳家庭监测　………………………　50

第二节　生育指导及预防HIV感染　……………　51

第九章　信息收集与上报………………………………　54

第十章　职业暴露的预防与处理………………………　56

第一节　预防职业暴露　………………………　56

第二节　职业暴露后预防与治疗　………………………　57

第一章
健康教育与咨询

第一节　健康教育

一、艾滋病

1. 什么是艾滋病？

艾滋病全称为获得性免疫缺陷综合征（acquired immunodeficiency syndrome，AIDS），是由艾滋病病毒——人类免疫缺陷病毒（human immunodeficiency virus，HIV）感染引起的以T细胞免疫功能缺陷为主的一种免疫缺陷病。艾滋病是一种严重的传染病，可以通过性接触、血液和母婴三种途径传播，病死率极高，目前不可完全治愈，但通过治疗可以延长艾滋病患者寿命，提高其生存质量。

2. 什么是艾滋病母婴传播？

指HIV感染的妇女通过妊娠、分娩或产后哺乳将HIV传播给婴儿，主要发生在妊娠、分娩和哺乳三个阶段。母婴传播是儿童感染艾滋病最主要的途径，大约90%以上的HIV感染儿童是通过母婴传播途径被感染的。艾滋病母婴传播受孕产妇因素、病毒和免疫因素、胎儿和胎盘因素、妊娠和分娩过程及产后喂养等多重因素影响。其中，病毒载量是发生母婴传播最直接的风险因素，孕产妇的病毒载量越高，发生母婴传播的风险越大。在没有进行母婴阻断干预的情况下，发生母婴传播的风险在20% ～ 45%，但经过及时有效干预后，母婴传播风险可降至2%以下甚至更低水平。

3. 预防艾滋病母婴传播的四个策略

（1）预防育龄妇女感染HIV。

（2）预防 HIV 感染育龄妇女的非意愿妊娠。

（3）通过采取干预服务预防艾滋病母婴传播，详见第四章。

（4）为 HIV 感染妇女和家庭提供综合关怀与支持。

4. HIV 阳性家庭是否能生育？

不论是单阳还是双阳家庭，有生育计划时一定要告诉主管医生，在医生的指导下科学备孕，怀孕后通过规范预防母婴传播干预服务，是可以生育健康宝宝的。

5. 如何预防艾滋病母婴传播？

艾滋病妇女怀孕后，通过孕妇抗病毒用药、安全助产、婴儿出生后预防性抗病毒用药以及合理正确喂养，可以阻断艾滋病病毒从母亲传给孩子。

6. 艾滋病家庭备孕需要做哪些准备？

HIV 阳性家庭分为 3 种情况：男阳女阴，女阳男阴，双方都是阳性。不管属于哪种情况，如果想要怀孕，感染方在怀孕前都应坚持规范的抗病毒治疗，直到 HIV 病毒载量低于检测下限，且 $CD4^+T$ 淋巴细胞计数达到正常范围。怀孕前，夫妻双方还应到医院进行孕前检查。

7. 孕妇怀孕前不知道自己患有艾滋病，怀孕后才发现自己感染了艾滋病，几个月后开始母婴阻断？阻断还能成功吗？

在妊娠的任何阶段开始母婴阻断，都可以降低母婴传播的风险，但是越早阻断效果越好。

8. HIV 感染孕产妇使用抗病毒药物对胎儿生长发育是否有影响？

医生会指导选择合适的抗病毒治疗方案，目前尚无依据显示这些药物导致胎儿生长发育异常或不良妊娠结局增加。

9. HIV 感染者的分娩方式如何选择？

HIV 感染不作为实施剖宫产的指征。应根据产科医生的评估及 HIV 病毒载量值来选择合适的分娩方式。

10. HIV 感染孕产妇分娩结束后是否继续抗病毒治疗？

分娩结束后应继续进行抗病毒治疗，因为艾滋病抗病毒治疗须终身服药。

11. HIV感染孕产妇所生婴儿是否需要服用抗病毒药物？

HIV感染孕产妇所生婴儿出生后需要服用抗病毒药物进行预防性治疗。

12. HIV感染孕产妇分娩的儿童如何喂养？

最适宜的喂养方式是人工喂养，喂养人需掌握奶瓶消毒、奶粉调配技能；无条件人工喂养时，HIV感染母亲应选择纯母乳喂养，且在喂养期间坚持抗病毒治疗，可以降低母乳喂养时HIV传播风险；杜绝混合（奶粉和母乳交替）喂养。

13. 通过母婴传播而感染的儿童如果没有及时治疗，寿命能有多长？

通过母婴传播途径感染HIV的儿童，若不及时治疗，通常在出生后1岁内出现症状，1/3的儿童在1岁内死亡，1/2的儿童在2岁内死亡，平均存活期7年。美国的研究显示，通过母婴传播的HIV感染儿童若未得到及时治疗，其存活到10岁的概率不足30%。

14. 坚持正确使用避孕套有何益处？

避孕套不仅能避孕，还能避免感染艾滋病等性传播疾病（简称性病），积极治疗生殖道疾病，及早治疗并治愈性病可降低感染艾滋病的危险。掌握自我孕情监测方法，一旦发现怀孕应到医疗保健机构建立母子健康手册并接受规范的孕期保健服务。

15. 健康教育注意事项

（1）与感染孕产妇充分沟通，强调全程规范服用抗病毒药物并定期接受随访和检测对预防母婴传播具有重要意义，也是生育一个健康宝宝的关键环节之一。

（2）强调住院分娩和人工喂养对于降低儿童感染艾滋病的重要性。没有条件进行人工喂养时，可选择纯母乳喂养，但喂养期间母亲应坚持服用抗病毒药物。

（3）强调儿童要定期接受随访，进行HIV早期诊断和抗体检测，以及时明确儿童感染状态。

（4）强调单阳家庭需告知配偶感染情况，以及关于故意传播艾滋病的相关法律法规。

二、梅毒

梅毒是由梅毒螺旋体引起的一种性传播疾病，会引起人体多系统、多器官损害，主要通过性接触、血液和母婴途径传播，但及早发现并经过正规治疗，梅毒是可以治愈的。

梅毒母婴传播指梅毒螺旋体由母体胎盘进入胎儿血液循环中导致婴儿感染梅毒，在未采取任何干预措施的情况下，梅毒母婴传播风险为50%～80%。经过正规干预，梅毒母婴传播风险可基本实现消除。

三、乙肝

乙型肝炎（简称乙肝）是由乙型肝炎病毒（hepatitis B virus，HBV）引起的，以肝脏炎性病变为主，并可引起多器官损害的一种传染性疾病，可通过性接触、血液和母婴途径传播。

母婴传播风险主要发生在分娩过程中和产后，通过规范干预，母婴传播率可降低至1%以下水平。

第二节　艾滋病、梅毒和乙肝感染妇女咨询

一、为感染妇女提供咨询

咨询时遵循尊重与保密原则。应采取一对一、面对面服务形式。咨询内容如下。

1. 告知检测阳性结果的含义。分析感染的原因，使其接受感染的事实。

2. 告知母婴传播及预防母婴传播相关知识。

3. 商讨妊娠结局。为选择终止妊娠的感染孕妇提供安全、保密的终止妊娠医疗服务，同时提供避孕指导。

4. 为选择继续妊娠的感染孕妇提供预防母婴传播的相关信息。

5．鼓励告知配偶，动员配偶/性伴侣检测。告知采取安全性行为保护配偶/性伴侣的责任与义务。

6．商讨如何正确对待来自各方的压力和歧视。

7．转介及获得继续支持的信息。

二、相关知识要点释义

（一）发生母婴传播的时机

艾滋病、梅毒和乙肝发生母婴传播的风险时期，见表1-1。

表1-1　艾滋病、梅毒和乙肝发生母婴传播的风险时期

疾病	妊娠期	分娩和产时	母乳喂养阶段
艾滋病[①]	5%～10%的风险	10%～15%的风险	5%～25%的风险
梅毒[②]	80%的风险	低风险	没有风险（母亲有感染性皮损除外）
乙肝	非常低的风险，宫内感染非常罕见	产程中（包括剖宫产术中），胎儿或新生儿暴露于母体的血液和其他体液中，病毒可进入新生儿体内	没有导致感染的证据[③]

注：①风险程度取决于各种因素，最重要的是母亲的病毒载量。②风险取决于母亲感染梅毒的时间，或者母亲感染梅毒时所处的妊娠阶段。③风险取决于母亲HBV病毒载量，即HBV DNA＞2×10^5IU/ml或HBeAg阳性。

（二）艾滋病病毒载量

病毒载量指每毫升血液里HIV的数量，其特点如下。

1．感染初期阶段，病毒载量较高。

2．当HIV抗体产生后，病毒载量下降。

3．免疫系统功能减弱，病毒载量则上升。

4．高病毒载量意味着病毒复制未得到抑制。

5．高病毒载量等同于艾滋病高传播风险。

6. HIV感染孕妇血液及生殖道分泌物中的病毒载量是发生母婴传播最直接的风险因素，母体中病毒载量越高，母婴传播概率越大。

（三）CD4$^+$T淋巴细胞计数

CD4$^+$T淋巴细胞是人体免疫系统中的一种白细胞，HIV感染的最主要的靶细胞，CD4$^+$T淋巴细胞计数反映免疫系统的健康状态。

1. 成人正常值范围500～1400/μl。
2. ＜500/μl机会性感染的风险增加。
3. 200～350/μl患病和死亡的风险增加。
4. ＜200/μl发生严重感染和患癌症的风险更大。

（四）妇女与HIV感染的关系

1. 女性因为生理结构特点比男性更容易经性传播途径感染HIV。
2. 女性即使没有HIV感染的危险行为，也可以因其配偶/性伴侣感染HIV，极易成为家庭内传播的受害者。
3. 多性伴侣、不使用避孕套的性生活，特别是患有生殖器感染的女性，更容易感染HIV。
4. 在疫情较高地区，很有必要对育龄妇女定期进行孕情和HIV检测，尽早发现感染者。
5. 尽早接受婚前保健、孕前保健和孕期保健，及早了解自身及配偶/性伴侣的HIV感染状况，及早采取预防及干预措施。

（五）HIV感染对妊娠的影响

1. 发生盆腔炎等妇科疾病、其他传染病的概率增加，受孕概率下降。
2. 易发生自然流产、胚胎停止发育、早产、生长受限、围产儿死亡。
3. 妊娠可使HIV感染孕产妇发生机会性感染的概率增加，加快艾滋病的病程发展。
4. 可通过怀孕、分娩或产后哺乳将艾滋病病毒传给婴儿，发生母婴传播。

（六）梅毒的主要症状

1. 早期会在接触部位出现结节，随后会出现全身对称性红色皮疹，多见于躯干、四肢等部位；感染2年以上，可发生多个脏器的损害，严重者可致残，甚至危及生命。

2. 妊娠梅毒多为隐性梅毒，隐性梅毒感染没有明显的症状和体征，需尽早检测，尽早预防母婴传播。

3. 先天性梅毒患儿会出现皮肤黏膜、眼、骨骼和神经系统的损害。

（七）梅毒对妊娠的影响

1. 梅毒感染孕产妇可发生流产、死胎、死产、胎儿发育不良、新生儿死亡、先天性梅毒等严重不良妊娠结局。

2. 母体梅毒螺旋体可通过胎盘、产道和直接接触感染胎婴儿，如果孕期不采取干预措施，经母婴传播儿童感染梅毒的概率较高。

3. 如同时合并乙型肝炎、丙型肝炎、艾滋病等多重感染，会相互加重病情，增加母婴传播的概率。

4. 先天性梅毒患儿在出生后数周即可出现全身皮疹，心、肺、肝、肾、神经多器官和系统损害，以及智力发育迟缓、骨骼发育障碍等，甚至功能衰竭致新生儿死亡。

（八）预防母婴传播的干预措施

原则：早发现、早干预，随访到位。

1. 早发现

（1）孕前或孕早期（最好在12^{+6}周内）进行艾滋病、梅毒和乙肝检测。

（2）感染梅毒的妇女治愈后再计划怀孕。

2. 早治疗

（1）HIV感染妇女应先进行抗病毒治疗，待病毒载量下降后再计划怀孕。若孕期发现HIV感染，应尽早治疗。

（2）梅毒感染孕妇孕期尽早接受规范治疗，并定期复查。

（3）感染孕妇的配偶/性伴侣应进行检测，明确感染状况。

3. 住院分娩，接受安全助产服务。

4. 暴露儿童干预

（1）HIV感染孕产妇所生婴儿出生后根据暴露风险情况6小时内尽早服用相应的抗病毒药物，持续4周或6周。

（2）对于艾滋病感染孕产妇所生高暴露风险儿童，应在其服药后2周及4周时进行血常规、肝功能和肾功能检测。发现异常者，及时进行处理。

（3）HIV暴露儿童，在医生指导下采用适合的喂养方式，对选择人工喂养的，指导其科学冲配奶粉和清洁消毒器具。对选择母乳喂养的，要做好咨询指导，强调母亲在母乳喂养期间要坚持服用抗病毒药物。

（4）所有梅毒感染孕产妇所生婴儿出生后均进行预防性青霉素治疗。

（5）乙肝表面抗原阳性母亲所生的新生儿，在出生后12小时内注射乙肝免疫球蛋白，并完成12小时内及1月龄、6月龄儿童的3次乙肝疫苗接种。

5. 暴露儿童应定期接受检测和随访。

第三节　感染妇女与避孕

无论是否感染艾滋病、梅毒或乙肝，每位妇女都有知情选择是否妊娠、何时妊娠、是否采取避孕措施、使用何种避孕措施的权利，见表1-2。

1. 始终推荐双重保护，避孕套＋另外一种高效的避孕方法（如口服避孕药、放置宫内节育器、皮下埋置避孕剂等）。

2. 建议感染妇女每次性生活时使用避孕套，不仅预防其他性传播疾病和艾滋病重复感染，而且可减少非意愿妊娠和性伴侣感染。

3．无妊娠意愿和计划者应做好避孕。避免反复人工流产，造成生殖道感染或损伤，增加HIV感染的风险。

4．建议到正规的医疗机构实施节育手术，术前应检查是否感染HIV或其他性传播疾病。

表1-2 HIV、梅毒和HBV感染妇女适宜的避孕方法

避孕方法	HIV感染	梅毒感染	HBV感染
避孕套	√	√	√
激素类避孕药：口服避孕药、避孕针、皮下埋植、紧急避孕药	√	√	√④
宫内节育器	√①	√③	√
哺乳闭经避孕	√②	√	√
女性绝育术	√①	√	√④
杀精剂（有或无阴道隔膜）	×	√	√
安全期避孕	×	√	√

注：①晚期HIV感染者不适用；②对儿童进行人工喂养的母亲不适用；③患有盆腔炎症时不应放置，性病感染高危妇女慎用；④急性重型乙型肝炎时不适用；"√"表示"适用"；"×"表示"不适用"。

第二章
国家及地方妇幼健康项目与工作要求

第一节 国家、地方妇幼健康项目

一、国家妇幼健康项目

（一）国家基本公共卫生服务

1. 免费孕前优生健康检查 为符合生育政策、准备怀孕的农业户籍夫妇免费提供孕前优生健康检查。符合条件的准备怀孕夫妇每孩次可在本地定点服务机构享受1次免费孕前优生健康检查。

2. 农村妇女免费增补叶酸预防神经管缺陷项目 准妈妈从准备怀孕开始到怀孕后3个月内，可以到辖区内指定机构领取免费叶酸片，预防新生儿神经管缺陷。

3. 农村妇女"两癌"免费检查 在项目地区为适龄妇女进行免费的宫颈癌和乳腺癌的检查。

4. 孕产妇健康管理服务 怀孕后可到就近的社区服务中心（站）、乡镇卫生院享受以下免费服务项目：建立孕产妇保健手册、5次免费产前检查、产后访视和产后42天检查。

5. 0～6岁儿童健康管理服务 儿童从出生到满6周岁，可以享受由辖区社区卫生服务中心/乡镇卫生院提供的13次免费健康检查和指导服务。

6. 贫困地区营养改善项目 为贫困地区6～24月龄婴幼儿补充辅食营养补充品，提高婴幼儿科学喂养知识与技能，改善贫困地区儿童营养和健康状况。

7. 贫困地区新生儿疾病筛查　在贫困地区为新生儿提供遗传代谢病苯丙酮尿症（phenylketonuria，PKU）、先天性甲状腺功能减退症（congenital hypothyroidism，CH）和新生儿听力筛查，使患儿得到及时诊断和治疗。

8. 地中海贫血防控项目　为新婚夫妇和计划怀孕夫妇（含流动人口）免费提供健康教育、地中海贫血筛查、地中海贫血基因检测、咨询指导和高风险夫妇孕期追踪、产前诊断、遗传咨询、高风险夫妇妊娠结局随访等服务。

（二）预防艾滋病、梅毒和乙肝母婴传播工作

预防艾滋病、梅毒和乙肝母婴传播工作服务项目，见表2-1。

表2-1　预防艾滋病、梅毒和乙肝母婴传播工作服务项目

服务项目	育龄妇女		感染孕产妇		感染孕产妇所生儿童		
	婚检	孕期或产时	艾滋病	梅毒	艾滋病	梅毒	乙肝
免费艾滋病筛查	√	√			√		
免费梅毒筛查与确诊	√	√				√	
免费乙肝筛查	√	√					√
免费补充试验			√				
免费抗病毒治疗			√				
住院分娩补助			√				
咨询、转介定点机构治疗			√	√			
免费、定额奶粉					√		
艾滋病早期诊断					√		
随访服务					√	√	
预防性治疗						√	
先天性梅毒诊断						√	

续　表

服务项目	育龄妇女		感染孕产妇		感染孕产妇所生儿童		
	婚检	孕期或产时	艾滋病	梅毒	艾滋病	梅毒	乙肝
先天性梅毒治疗						√	
免费乙肝疫苗							√
免费乙肝免疫球蛋白							√

注："√"表示"可选择"。

二、四川省妇幼健康项目

1. 四川省自愿免费婚前医学检查项目　四川省财政、凉山州和各县财政投入专项资金对新婚登记男女双方进行婚前医学检查，免费进行艾滋病、梅毒和乙肝检测。

2. 四川省三州妇科病筛查项目　每年为甘孜州、阿坝州、凉山州约24万名35～55岁农村妇女免费开展1次妇科常见病检查。

第二节　四川省凉山州预防母婴传播工作要求和政策支持

1. 实施"三线"协同机制　抗病毒治疗、疾病预防控制机构、妇幼保健机构三线定期召开工作例会，协调解决预防母婴传播工作存在问题；三线信息互通，共享辖区HIV感染育龄妇女和男性单阳家庭信息；三线联合调研，促进辖区艾滋病防治工作质量提升。

2. 推行"1＋M＋N"网底模式　建立艾滋病防治乡（镇）村工作体系，即"乡（镇）党委政府＋乡（镇）卫生院＋村健康管理员/母婴员"（简称"1＋M＋N"），推进阳性育龄妇女和男性单阳家庭随访管理、孕情早发现、感染孕产妇及所生儿童随访管理等工作措施落实，实行包村包户包人，层层压实责任，力争面对面健康教育、人盯人干预随访，打通预防母婴传播工作的"最后一公里"，提升预防母婴传播工作质量。

3. 强推育龄妇女孕情早发现和医疗机构逢孕"筛检"

（1）乡镇建立辖区育龄妇女工作台账，内容涵盖育龄妇女详细居住地址、婚姻、生育、长效节育措施落实、是否外出务工等情况，对其实行分层分类管理。

（2）卫生院协同村母婴员结合入户健康教育、农民夜校等活动，动员适婚青年婚前免费婚检，动员备孕夫妻积极参与科学备孕和孕前优生检查服务，每季度对育龄妇女开展入户人绒毛膜促性腺激素（HCG）检测，及早发现孕情。

（3）结合已婚育龄妇女"四查一治"，积极推进孕情检测和HIV检测，力争孕情第一时间发现，提高育龄妇女管理科学性和有效性。

（4）医疗机构落实孕产妇首诊艾滋病、梅毒和乙肝检测，严格执行逢孕必检，及早明确感染状态。

（5）实行孕情信息共享，各医疗卫生机构每周上报新发现孕妇基本信息至县妇幼保健机构，县妇幼保健机构整理后以乡为单位反馈到孕妇户籍地卫生院，由卫生院尽快纳入随访管理。若孕妇为凉山州内其他县（市）户籍，县妇幼保健机构则直接反馈至外县妇幼保健机构。

（6）加强督导考核，县妇幼保健机构定期或不定期抽查相关机构或部门孕情检测落实情况。

（7）强调绩效奖励，对首次孕情在孕早期发现的给予机构或个人奖励。

（8）各县根据实际情况制定孕情早发现工作流程图，见图2-1。

4. 强化感染育龄妇女和男性单阳家庭管理，推进预防母婴传播关口前移

（1）加强抗病毒治疗管理。将阳性育龄妇女治疗全覆盖作为目标，县、乡、村三级联动提供服药指导和服药监督。

（2）对有节育意愿的阳性育龄妇女，结合计划生育推广皮埋术、

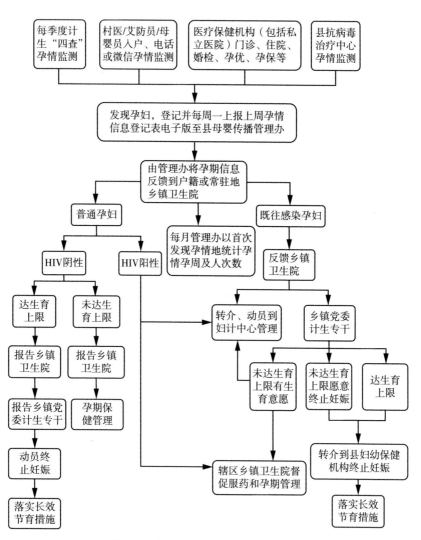

图2-1　美姑县孕情第一时间发现流程

放置宫内节育器、结扎长效节育措施。

（3）落实孕情监测。卫生院协同村母婴员每2个月入户对阳性育龄妇女开展孕情监测，抗病毒治疗中心对在管阳性育龄妇女的随访过程中落实孕情监测。

（4）提供避孕生育指导。三线、卫生院在日常随访中为阳性育龄妇女提供避孕方法咨询选择、安全性行为医学指导和生育指导，降低母婴传播风险。

5. 对13周后发现孕情的妇女采取替代策略　即3种不同原理（或不同厂家）试剂开展HIV抗体检测；HIV感染孕产妇在孕早期、孕中期、孕晚期（孕32～34周）各进行1次病毒载量检测。对边远地区和贫困地区HIV感染孕产妇提供最长15天的住院待产服务。为感染产妇及所生婴儿提供产后42天住院服务。

6. 落实HIV感染孕产妇住院分娩补助　包括免费住院分娩，提供交通、误工、陪护补助，并通过医疗保险、贫困救助、爱心基金等渠道提供补助。

7. 做好HIV感染妇女落实节育措施，并实施奖励。

8. 艾防攻坚阶段工作要求　坚持把预防艾滋病母婴传播作为政治任务和刚性要求，落实"六个全覆盖"：①全覆盖治疗管理阳性育龄妇女；②全覆盖落实单阳家庭管理；③全覆盖落实阳性孕妇的全程干预；④全覆盖落实阳性孕产妇县级以上住院分娩措施；⑤全覆盖落实阳性产妇科学喂养指导措施；⑥全覆盖落实阳性儿童和单阳家庭治疗措施。

9. 为梅毒感染孕产妇提供免费治疗，为分娩儿童提供免费预防性治疗。

10. 为乙肝感染孕产妇所生新生儿提供免费乙肝免疫球蛋白注射和联合乙肝疫苗接种服务。

11. 为HIV、梅毒和乙肝感染孕产妇所生儿童提供随访和检测服务，以最终明确儿童感染状态，并为感染儿童提供治疗服务。

12. 2020年9月1日颁布《凉山彝族自治州艾滋病防治条例》。该条例明确规定HIV感染者和艾滋病患者在得知阳性结果后应当1个月内将感染状况告知配偶，或者委托机构告知，对拒不告知或者不委托告知者依法追究法律责任。

第三节　相关部门和机构职责

一、妇幼保健机构

牵头负责辖区预防艾滋病、梅毒和乙肝母婴传播工作，除承担本机构预防艾滋病、梅毒和乙肝母婴传播服务外，还应履行以下职责。

1. 推动建立健全辖区医疗卫生机构和乡镇孕情第一时间发现机制。

2. 完善辖区预防艾滋病、梅毒和乙肝母婴传播相关工作流程和工作机制。

3. 指导辖区各级、各类医疗卫生机构为所有孕产妇提供艾滋病、梅毒和乙肝检测与咨询服务。

4. 指导辖区相关医疗卫生机构为艾滋病、梅毒和乙肝感染孕产妇及所生儿童提供规范的干预服务、孕期保健和儿童保健服务。

5. 对艾滋病和梅毒感染孕产妇及所生儿童进行专案管理，提供规范随访服务。

6. 通过三线协作机制，落实HIV感染孕产妇抗病毒治疗、病毒载量检测、$CD4^+T$细胞检测，以及HIV感染育龄妇女婚育指导和孕情检测。

7. 适时开展辖区内感染孕产妇及所生儿童重点案例评审。

8. 定期开展辖区内预防母婴传播工作培训和指导。

9. 做好流动感染孕产妇转介，避免失访。

10. 收集掌握辖区预防母婴传播工作落实情况，分析辖区疫情及工作数据，研判形势。

11. 针对预防母婴传播工作中的困难和问题，牵头召集同级疾控中心、定点医疗机构研究解决，必要时报卫生健康行政部门解决。

二、疾病预防控制机构

1. 为HIV抗体筛查阳性的婚前保健、孕前保健、孕产期妇女和孕产妇所生儿童提供免费补充试验。临产前3个工作日内反馈结果，非急产产妇及其他人群7个工作日内反馈结果。不具备补充试验检测能力的实验室负责提供转介检测，并追踪检测结果。

2. 具备艾滋病$CD4^+T$淋巴细胞和病毒载量检测能力的实验室负责免费为HIV感染孕产妇提供$CD4^+T$淋巴细胞计数和病毒载量检测，收到样本后尽快完成检测。不具备检测能力的实验室负责提供转介检测，并追踪检测结果。

3. 将辖区内HIV感染育龄妇女信息通过安全途径提供给妇幼保健机构。

4. 每季度结合HIV感染育龄妇女随访开展孕情询问。

5. 将辖区先天性梅毒儿童数据与妇幼保健机构共享，开展数据核对。

6. 对辖区艾滋病、梅毒和乙肝实验室检测开展质量控制。

7. 提供预防母婴传播技术指导。

三、抗病毒治疗定点医疗机构

1. 每季度结合HIV感染育龄妇女抗病毒治疗随访开展孕情检测。

2. 负责为辖区内HIV感染孕产妇、感染儿童提供抗病毒治疗，处理应用抗病毒药物所发生的不良反应。

3. 为HIV感染孕产妇提供病毒载量、$CD4^+T$淋巴细胞检测，提供血常规、尿常规、肝功能、肾功能、血脂、血糖等相关辅助检查和安全助产服务。

4. 协调和调配预防艾滋病母婴传播抗病毒药物的使用。

5. 配合妇幼保健机构完成预防母婴传播工作信息和相关资料的

收集上报。

6. 制定院内预防母婴传播相关工作制度或流程，定期开展质量控制。

7. 提供预防母婴传播技术指导。

四、医疗卫生机构

1. 开展预防艾滋病、梅毒和乙肝母婴传播健康教育。

2. 医务人员主动为孕产妇提供艾滋病、梅毒和乙肝检测与咨询服务。

3. 做好本机构发现的婚前保健、孕前保健人群和孕产妇中艾滋病、梅毒和乙肝感染者的告知和转介。

4. 为感染孕产妇提供孕产期保健和预防母婴传播干预服务，不得以任何理由推诿或拒绝为感染孕产妇提供服务。

5. 做好预防母婴传播相关检测试剂、药品及物资领入和使用登记，密切注意其有效期，调剂使用，避免浪费。

6. 配合妇幼保健机构追踪感染孕产妇及其所生儿童，避免漏管。

7. 参加预防母婴传播管理和技术培训，组织实施本机构内的业务知识培训，接受辖区妇幼保健机构的技术指导。

8. 制定院内预防母婴传播相关工作制度或流程，定期开展质量控制。

9. 配合妇幼保健机构完成预防母婴传播工作信息和相关资料的收集上报。

五、乡镇政府

1. 履行辖区艾滋病防治主体责任，完善防治工作机制。

2. 建立育龄妇女信息库，建立孕情"早发现、早报告"工作机制。

3. 负责长期流动在外、拒绝治疗和失访HIV感染育龄妇女和男性单阳家庭核查追踪，动员其接受治疗。

4. 对脱失、治疗不规范和不配合接受干预服务的感染孕产妇和男性单阳家庭采取随访服务。

六、乡镇卫生院

1. 动员未治疗者接受治疗。

2. 每2个月对HIV感染育龄妇女和男性单阳家庭开展1次面对面随访，做好药品发放、随访检测和行为干预等工作。

3. 协同村母婴员，落实感染育龄妇女每2个月孕情检测和询问，发现怀孕者及时转介至县妇幼保健机构。

4. 协同村母婴员，每季度开展育龄妇女孕情检测，动员怀孕妇女接受艾滋病、梅毒和乙肝检测。

5. 协助妇幼保健机构落实感染孕产妇及所生儿童干预服务。

6. 参加预防母婴传播管理和技术培训，组织实施本机构内的业务知识培训，接受辖区妇幼保健机构的技术指导。

7. 对村医开展预防母婴传播知识培训，指导村医开展相关工作。

8. 配合妇幼保健机构完成预防母婴传播工作信息和相关资料的收集上报。

第三章
孕产妇艾滋病、梅毒和乙肝的实验室检测

第一节　常用检测方法与检测时间

孕产妇艾滋病、梅毒和乙肝常用检测方法与检测时间，见表3-1。

表3-1　孕产妇艾滋病、梅毒和乙肝常用检测方法与检测时间

	检测方法	检测时间
艾滋病	HIV抗体检测：免疫凝集试验、免疫层析试验（ICA）、免疫渗滤试验（IFA） 化学发光免疫试验（CLIA） 抗体抗原联合检测试验酶联免疫吸附试验（ELISA）	第一次产检（最好为孕早期） 首次产检未检，应下一次产检时检测 孕期未检，临产或分娩前应检测
梅毒	梅毒螺旋体抗原血清学试验(TPPA、ELISA、TP-RT、CLIA等) 非梅毒螺旋体抗原血清学试验（TRUST、RPR等）	孕晚期至少检测一次，在疫情高发地区建议孕晚期增加检测一次
乙肝	乙肝五项检测：乙型肝炎表面抗原（HBsAg）、乙型肝炎表面抗体（抗-HBs）、乙型肝炎e抗原（HBeAg）、乙型肝炎e抗体（抗-HBe）、乙型肝炎核心抗体（抗-HBc） 检测方法：ELISA、胶体金、CLIA等，推荐使用ELISA（如有条件的机构，建议为HBsAg阳性的孕产妇提供HBV DNA定量检测）	

第二节　孕产妇艾滋病检测

一、筛查与补充试验

孕产妇艾滋病检测方法包括抗体筛查试验和补充试验。

1. 抗体筛查试验　包括免疫凝集试验、免疫层析试验（ICA）、免疫渗滤试验（IFA）、酶联免疫吸附试验（ELISA）、化学发光免疫试验（CLIA）、抗体抗原联合检测试验等。

临产接受HIV抗体筛查的孕产妇，尽快同时应用两种不同厂家或不同原理的快速检测试剂进行筛查，并在30分钟内获得HIV筛查结果。

HIV抗体筛查试验结果"疑似阳性"（重复检测1次或2次，结果为有反应），需要进行补充试验。

备注：由于凉山地区的地理环境特殊，日夜温差大，海拔高，检测结果很容易受影响。因此，检测过程中尤其要注意实验室的温度、湿度和加液量。

2. 补充试验　包括抗体补充试验、核酸补充试验等。建议首选抗体补充试验，如蛋白免疫印迹试验（WB，原确证试验）、条带/线性免疫试验（RIBA/LIA）。

二、孕期与临产时HIV抗体检测

孕期与临产时HIV检测流程，见图3-1、图3-2。

孕期确诊HIV感染的孕产妇，应立即将信息转介至辖区县级妇幼保健机构；临产快筛可疑HIV感染的孕产妇，也应立即将信息转介至辖区县级妇幼保健机构。县级妇幼保健机构牵头负责落实辖区HIV感染孕产妇及所生儿童"一对一"专案管理。

三、抗病毒治疗的相关检测

用药前和用药过程中应进行相关的检测，并结合临床症状对孕产妇感染状况进行评估，以便确定用药方案和监测治疗效果。

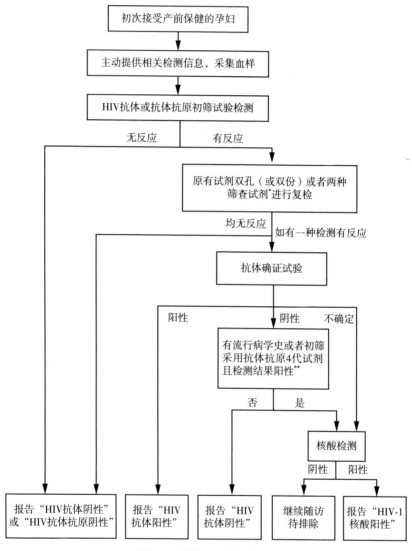

图3-1 孕期HIV检测流程

注：*两种试剂可以是原有试剂加另一种试剂，也可以是两种不同试剂；**有流行病学史、筛查采取抗体抗原4代试剂且检测结果为阳性，两者有其一为"是"即为"是"，两者均为"否"才为"否"。

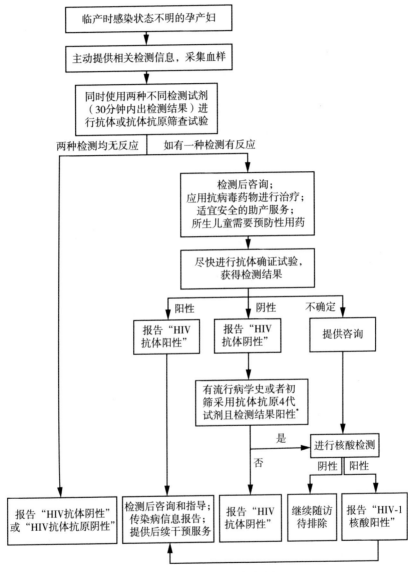

图3-2 临产时HIV检测流程

注：*有流行病学史、筛查采取抗体抗原4代试剂且检测结果为阳性，两者有其一为"是"即为"是"，两者均为"否"才为"否"。

1. 用药前检测

（1）CD4$^+$T淋巴细胞计数。

（2）病毒载量检测。

（3）其他相关检测（包括血常规、尿常规、肝功能、肾功能、血脂、血糖等）。

（4）有条件的地区可对感染孕产妇进行耐药检测。

2. 用药过程中检测

（1）每3个月进行1次CD4$^+$T淋巴细胞计数。

（2）其他相关检测（包括血常规、尿常规、肝功能、肾功能、血脂、血糖等）。

3. 病毒载量检测

（1）孕早、中、晚期各检测1次，孕晚期检测在分娩前获得检测结果。

（2）有条件地区，建议孕产妇用药前和用药期间进行耐药检测。

第三节　孕产妇梅毒检测

一、检测方法及特点

1. 梅毒螺旋体血清学试验常用方法　梅毒螺旋体颗粒凝集试验（TPPA）、酶联免疫吸附试验（ELISA）、化学发光免疫试验（CLIA）、快速检测（RT）等。

具有以下特点：①检测特异性梅毒螺旋体抗体；②可用于筛查与确认；③可用于排除非梅毒螺旋体抗原血清学试验假阳性；④阳性结果可持续存在，即使治疗后仍可为阳性。

2. 非梅毒螺旋体血清学试验常用方法　甲苯胺红不加热血清试验（TRUST）、快速血浆反应素环状卡片试验（RPR）等。

具有以下特点：①检测非特异性梅毒螺旋体抗体；②可用于筛查与确认；③定量检测可评价疗效；④鉴别复发还是再次感染。

二、检测流程

孕产妇初次梅毒检测，应采用梅毒螺旋体血清学试验进行初筛。初筛结果呈阳性反应者，应用非梅毒螺旋体血清学试验进行复检，同时进行定量检测，确定其是否为梅毒感染，具体操作见图3-3、图3-4。

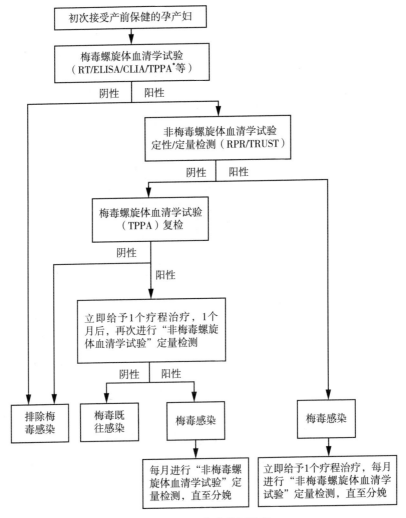

图3-3　孕产妇梅毒检测流程一
注：*若用TPPA进行初筛阳性，不需要再复检。

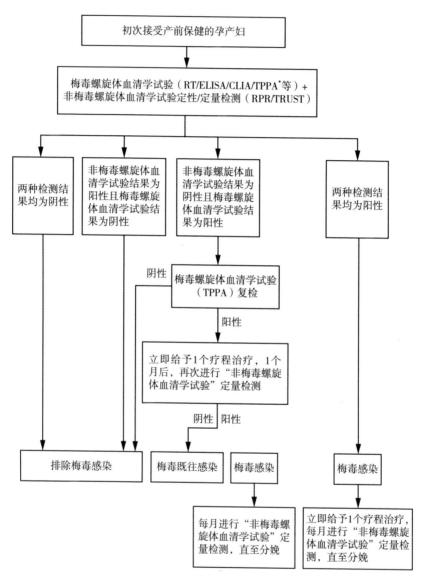

图3-4 孕产妇梅毒检测流程二

注：＊若用TPPA进行初筛阳性，不需要再复检。

对临产时梅毒感染状态未知的孕产妇及有条件的地区应同时采用梅毒螺旋体血清学试验和非梅毒螺旋体血清学试验两类检测方法进行筛查。

三、梅毒血清学试验结果解释

梅毒血清学试验结果解释，见表3-2。

表3-2　梅毒血清学试验结果解释

梅毒螺旋体血清学试验	非梅毒螺旋体血清学试验	提　示
−	+	非梅毒螺旋体血清学试验假阳性或考虑其他原因
+	+	活动性梅毒或晚期梅毒治疗后血清学固定
+	−	极早期梅毒或既往感染
−	−	排除梅毒

注：孕产妇诊断梅毒感染后，应立即将信息转介至辖区县级妇幼保健机构，由县级妇幼保健机构牵头负责落实辖区梅毒感染孕产妇及所生儿童随访服务。

第四节　孕产妇乙肝检测

一、乙肝常用检测方法

1. 乙肝病毒感染血清学标志物　乙型肝炎表面抗原（HBsAg）、乙型肝炎表面抗体（抗-HBs）、乙型肝炎e抗原（HBeAg）、乙型肝炎e抗体（抗-HBe）、乙型肝炎核心抗体（抗-HBc）。

2. 检测方法　酶联免疫吸附试验（ELISA）、化学发光免疫试验（CLIA）、胶体金标记免疫分析等。

推荐使用ELISA进行检测。

二、检测流程

对初次接受孕产期保健的孕产妇，应为其提供乙肝病毒感染血清学标志物（乙肝五项）检测，并出具检测报告。有条件的机构，建议为HBsAg阳性的孕产妇提供HBV DNA定量检测。

三、乙肝病毒血清学标志物及检测结果意义

乙肝病毒血清学标志物及检测结果意义，见表3-3、表3-4。

表3-3　乙肝病毒血清学标志物意义

标志物	解　释	意　义
乙型肝炎表面抗原（HBsAg）	潜在感染；出现症状数周或之后数月可检测；慢性感染持续存在	乙型肝炎感染
乙型肝炎表面抗体（抗-HBs）	对HBV免疫（疫苗或既往感染）	对乙型肝炎免疫
乙型肝炎e抗原（HBeAg）	病毒复制，传染性高	有传染性
乙型肝炎e抗体（抗-HBe）	提示病毒复制水平低	—
乙型肝炎核心抗体（抗-HBc）	急性、慢性或既往感染	暴露

表3-4　孕产妇乙肝筛查及诊断血清学标志物组合模式的临床意义

HBsAg	HBeAg	抗-HBe	抗-HBc	临床意义
＋	－		－	急性乙肝感染早期或潜伏期，慢性HBsAg携带者传染性弱
＋	＋	－	＋	"大三阳"：急性、慢性乙肝感染；提示HBV复制、传染性强
＋	－	＋	＋	"小三阳"：急性乙肝感染趋向恢复，或慢性乙肝；传染性弱
＋			＋	急慢性乙肝感染，或HBsAg携带者；传染性弱

注：乙肝五项即乙型肝炎表面抗原（HBsAg）、乙型肝炎表面抗体（抗-HBs）、乙型肝炎e抗原（HBeAg）、乙型肝炎e抗体（抗-HBe）和乙型肝炎核心抗体（抗-HBc）。检测均阴性，提示未感染过乙肝病毒，同时对乙肝病毒也没有免疫力，应及时接种乙肝疫苗。

第四章
预防艾滋病母婴传播干预服务技术要点

第一节　孕产妇抗病毒治疗方案

一、推荐方案

1. 对于孕期发现HIV感染孕产妇，应立即给予抗病毒治疗，常用抗病毒药物剂量及使用方法，见表4-1。可选择以下3种方案中的任意1种。

方案一：替诺福韦（TDF）＋拉米夫定（3TC）＋洛匹那韦/利托那韦（LPV/r）。

方案二：替诺福韦（TDF）＋拉米夫定（3TC）＋依非韦伦（EFV）。

方案三：齐多夫定（AZT）＋拉米夫定（3TC）＋洛匹那韦/利托那韦（LPV/r）。

2. 孕前已接受抗病毒治疗的孕产妇，根据病毒载量检测结果进行病毒抑制效果评估。如病毒载量小于50拷贝/毫升，可保持原治疗方案不变；否则，酌情调整抗病毒治疗用药方案。

3. 对于孕晚期（孕28周之后）发现的HIV感染孕产妇，有条件的情况下推荐使用：替诺福韦（TDF）＋拉米夫定（3TC）/恩曲他滨（FTC）＋整合酶抑制剂。

表4-1　孕产妇常用抗病毒药物剂量及使用方法

药物	单次剂量	使用方法
AZT	300mg	一日2次
3TC	300mg	一日1次
LPV/r	200mg/50mg，2片	一日2次
TDF	300mg	一日1次
EFV	600mg	一日1次
整合酶抑制剂（多替那韦）	50mg	一日1次
整合酶抑制剂（拉替拉韦）	400mg	一日2次

二、注意事项

1. 一旦发现HIV感染孕产妇，无论其CD4$^+$T淋巴细胞计数水平和病毒载量高低，均应当及时为其提供免费抗病毒治疗。

2. 在分娩结束后，无须停药，继续抗病毒治疗。

3. 选择母乳喂养的产妇，如因特殊情况需要停药，应用抗病毒药物至少要持续至母乳喂养结束后1周。

4. 当孕产妇血红蛋白低于90g/L或中性粒细胞计数低于0.75×10^9/L时，建议不选或停用AZT。

5. 应用TDF前，须进行肾功能评估。

6. 应选择可应用于孕产妇的整合酶抑制剂。

7. 如果出现不良反应或并发症，建议到辖区妇幼保健机构由项目管理员协调专家会诊，及时进行方案调整。

具体参见最新版《预防艾滋病母婴传播技术指导手册》及《国家免费艾滋病抗病毒治疗手册》。

第二节　婴儿抗病毒用药

一、HIV感染孕产妇所生婴儿母婴传播风险评估

对所有的HIV感染孕产妇及所生婴儿进行母婴传播风险评估，以确定婴儿预防治疗方案。风险评估依据孕产妇抗病毒治疗、实验室检测等情况，将所生婴儿分为高暴露风险婴儿和普通暴露风险婴儿。

符合以下条件之一的孕产妇所生婴儿为艾滋病高暴露风险婴儿，其他为普通暴露风险婴儿。

1. 感染孕产妇孕晚期HIV病毒载量＞50拷贝/毫升。

2. 感染孕产妇无孕晚期HIV病毒载量检测结果，孕期抗病毒治疗不足12周。

3. 孕产妇临产时或分娩后HIV初筛试验阳性。

二、婴儿抗病毒用药方案

1. 普通暴露风险婴儿　应在出生后6小时内尽早开始服用抗病毒药物，可任选1种抗病毒药物，即NVP或AZT，用药剂量见表4-2，婴儿应服药至出生后4周。婴儿若接受母乳喂养，应首选NVP方案。

表4-2　婴儿预防用药建议剂量

婴儿出生体重	药品剂量	混悬液
不足2000g	2mg/kg	0.2ml/kg
满2000g但不足2500g	10mg	1ml
满2500g及以上	15mg	1.5ml

注：NVP或AZT的用药剂量相同，但NVP为每天1次，AZT为每天2次，用药方案任选其一。

2. 高暴露风险婴儿 婴儿应在出生后6小时内尽早开始服用三联抗病毒药物至出生后6周，见表4-3。

出生后2周内：齐多夫定（AZT）＋拉米夫定（3TC）＋奈韦拉平（NVP）。

出生2～6周：齐多夫定（AZT）＋拉米夫定（3TC）＋洛匹那韦/利托那韦（LPV/r）。

表4-3 高暴露风险儿童预防用药建议剂量

体重	AZT		3TC		NVP	LPV/r
	胎龄＜35周（2mg/kg）	胎龄＞35周（4mg/kg）	＜4周龄（2mg/kg）	＞4周龄（4mg/kg）	＜2周龄（6mg/kg）	＞2周龄［（16/4mg）/kg］
2.0～2.9kg	1ml	2ml	1ml	—	2ml	1ml
3.0～3.9kg	1ml	2ml	1ml	—	3ml	1ml
4.0～4.9kg	2ml	3ml	2ml	3ml	3ml	1ml
5.0～5.9kg	2ml	3ml	2ml	3ml	—	1.5ml
6.0～6.9kg	2ml	4ml	—	3ml	—	1.5ml

注：一日2次，应根据胎龄、儿童周龄和体重变化及时更换药物和调整药物剂量。

三、婴儿给药注意事项

1. 服药后1小时内呕吐，则再给药一次。

2. 每日按时按量，或遵医嘱。

3. 药品保存在清洁、干燥的环境，避免阳光直射。

4. 对于HIV感染孕产妇所生高暴露风险婴儿，应在其服药后2周及4周时进行血常规、肝功能和肾功能检测。发现异常者，及时进行处理。

5. 如婴儿出现严重不良反应，应及时联系辖区妇幼保健机构随访负责人，由随访负责人协调相关机构会诊。

第三节　安全助产服务

一、HIV感染者的安全助产流程

孕期提供充分的咨询，帮助感染孕妇及其家人尽早确定分娩医院，分娩前10～15天及时到县级医疗机构入院待产。

（一）入院待产时机

1. 未入院待产，若出现产科情况，立即前往县级及以上医疗机构住院分娩。

2. 未入院待产，无产科情况，但具备以下任意一条，建议37～37^{+6}周入院待产：①孕32～34周病毒载量＞1000拷贝/毫升；②孕期无病毒载量结果（无论是否抗病毒治疗），入院后急查病毒载量，并尽快获取结果，根据结果选择分娩方式。

（二）分娩方式

HIV感染不作为实施剖宫产的指征。对于孕早、中期已经开始抗病毒治疗、规律服用药物、没有艾滋病临床症状，或孕晚期病毒载量＜1000拷贝/毫升，或已经临产的孕产妇，不建议施行剖宫产，避免紧急剖宫产。

1. 阴道分娩　①分娩前病毒载量＜1000拷贝/毫升（若无该时段检查结果，则以32～34周结果为准）；②孕早、中期已经开始抗病毒治疗、规律服药、没有艾滋病临床症状。

2. 剖宫产　①分娩前病毒载量＞1000拷贝/毫升（若无该时段检查结果，则以32～34周结果为准）；②孕期抗病毒治疗时间不足1个月，病毒载量未知。

（三）产程中操作注意事项

1. 尽量避免以下损伤性操作　人工破膜、会阴侧切、胎吸、产钳、宫内胎儿头皮监测。

2. 严密观察产程，及时处理产程异常情况，缩短产程，预防产后出血。

3. 胎儿娩出后立即断脐，并尽量减少新生儿与母亲血液和体液接触的机会，流动水冲洗新生儿。

4. 用洗耳球清理口鼻。

5. 新生儿护理注意，如预防接种部位清洁消毒处理。

6. 婴儿出生后6～12小时内尽早开始抗病毒治疗，方案及用法详见第四章第二节。

（四）出院后转介

出院后转至县级妇幼保健机构科学喂养中心，直至产褥期结束。

二、临产时HIV感染状态不明的孕妇处理流程

1. 入院后尽快采血，同时使用两种不同检测试剂进行HIV抗体或抗原抗体筛查试验，30分钟内获取检测结果。

2. 如果两种检测试剂结果均无反应，产程处理同未感染HIV孕妇。

3. 如果两种检测试剂结果均有反应或一有反应一无反应，当可疑感染者处理，进行检测后咨询，沟通签字，口服抗病毒药物（3种方案任选其一：替诺福韦＋拉米夫定＋洛匹那韦/利托那韦、替诺福韦＋拉米夫定＋依非韦伦、齐多夫定＋拉米夫定＋洛匹那韦/利托那韦）；同时，立即采血进行确证试验，以尽快明确孕产妇感染状态。

（1）选择适宜的分娩方式：宫缩不规律或胎膜早破时间不到4小时，选择剖宫产；已出现规律宫缩或胎膜早破时间超过4小时，则阴道分娩。

（2）产程操作中注意事项同HIV感染者。

（3）所生儿童抗病毒服药同HIV高暴露风险儿童。

4. 孕产妇确诊HIV感染，继续后续预防母婴传播干预措施；排除HIV感染，终止预防母婴传播干预措施。

第四节　HIV感染孕产妇所生儿童喂养指导

一、咨询与评估

在孕晚期可参考表4-4进行婴儿喂养的咨询。

表4-4　婴儿喂养的咨询清单

编号	咨询内容
1	解释通过喂养发生HIV母婴传播的风险
2	解释不同喂养方式及其优缺点
3	了解HIV感染孕产妇的家庭情况
4	与HIV感染孕产妇讨论并帮助其知情选择合适的喂养方式
5	考虑她的家人和朋友可能向她询问的问题，并考虑如何回答
6	确诊HIV感染孕产妇/母亲知道如何进行婴儿喂养选择 婴儿配方奶粉 纯母乳喂养
7.	如果可能的话，提供至少2年的随访咨询和支持 产后访视 监测婴儿生长发育 检查婴儿是否有HIV感染的症状、体征，及时早期诊断 检查喂养情况 判断是否需要改变喂养方式
8	当婴儿长大 讨论婴儿6个月至2岁时的喂养 适合的食物 准备食物时的卫生 生病婴儿的喂养 婴儿满18个月时HIV抗体检测

二、喂养具备条件

人工喂养和纯母乳喂养的具备条件，见表4-5。

表4-5　人工喂养和纯母乳喂养的具备条件一览表

人工喂养具备条件	纯母乳喂养具备条件
家庭成员均接受人工喂养	母亲在喂奶期间持续进行抗病毒药物治疗
抚养人能正确冲调奶粉和消毒奶瓶	母亲病毒载量控制在检测不出水平
抚养人能及时获得足量奶粉并正确储存	婴儿6月龄内不喂食任何其他液体或固体食物（包括水）
出生后6个月内完全配方奶粉喂养	禁止抚养人咀嚼食物（如荞面饼）后喂食婴儿
婴儿能及时获得医务人员的喂养指导	指导母亲正确的母乳喂养和乳房护理
婴儿能及时获得综合儿童保健服务	
禁止给婴儿喂食母乳	

注：无论选择人工喂养，还是纯母乳喂养，均需满足表格内所有条件；且6月龄内禁止给婴儿添加辅食（如荞面饼）。

三、人工喂养

（一）冲调奶粉步骤

1. 清洁双手，取出已经消毒好的备用奶瓶或杯子。

2. 参考奶粉包装上的用量说明，按儿童体重，将适量的温水（40～45℃）加入奶瓶或杯子中。

3. 用奶粉专用计量勺取适量奶粉（刮平）放入奶瓶或杯子中摇匀。

4. 将配好的奶滴几滴到手腕内侧，感觉温热时便可给婴儿食用。

5. 相关注意事项：①按照奶粉包装上建议的比例用量冲调奶粉；②冲调好的配方奶尽量避免在室温下放置超过1小时；③已冲调好的隔顿奶应避免喂给婴儿；④彻底清洗喂养和冲调用具。

（二）杯子/奶瓶的清洗

1. 清洁双手。
2. 将剩余奶液倒掉。
3. 用流动水冲洗杯子或奶瓶。
4. 用奶瓶刷刷洗杯子或奶瓶各个角落。

（三）杯子/奶瓶消毒——煮沸法

1. 准备一个不锈钢煮锅，装入冷水，水深度以完全覆盖奶具为宜。
2. 将杯子/奶瓶瓶身放入锅中，等待煮沸（玻璃奶瓶和冷水一起放入煮锅，塑料奶瓶待水开后再放入煮锅），水开后继续煮沸。
3. 水烧沸后5～10分钟放入奶嘴、瓶盖等，再煮3～5分钟。
4. 水凉后，用奶瓶夹取出奶嘴、瓶盖等，放在干净的器皿上倒扣晾干，放置通风干净处，盖上纱布或盖子。
5. 奶瓶每次用完都应该清洗并用开水淋烫，每天至少消毒1次。

第五节　HIV感染孕产妇所生儿童监测和随访

一、儿童随访内容及随访时间

卫生院协助县妇幼保健机构将HIV感染孕产妇所生儿童纳入高危管理，于儿童满1、3、6、9、12月龄和18月龄时，分别进行随访和体格检查，观察有无感染症状出现，见表4-6。

表4-6　HIV暴露儿童随访一览表

婴儿月龄	体格检查	HIV早期诊断	HIV抗体检测	填个案卡①
48小时内	–	√	–	
1个月	√	–	–	√
6周	√	√	–	√
3个月	√	√	–	√
6个月	√	–	–	√
9个月 （8个月）	√	–	–	√
12个月	√	–	√	√
18个月	√	–	√	√

注：特别关注5个时间节点（48小时内、6周、3个月、12个月、18个月）和进行两种检测（HIV早期诊断、HIV抗体检测）。"√"表示"需进行"，"–"表示"无需进行"。
①见表9-1。

二、儿童HIV感染早期诊断与抗体检测

对所生儿童于出生后48小时内、6周和3个月时，分别采集血标本，邮寄至四川省妇幼保健院区域HIV早期诊断实验室（地址：成都市武侯区沙堰西二街290号四川省妇幼保健院门诊楼2楼检验科婴儿早期诊断实验室，邮编610045，电话：028-65978211）进行婴儿HIV感染早期诊断检测（核酸检测）。两次核酸检测结果阳性，可诊断为HIV感染。早期诊断检测结果为阴性或未进行早期诊断检测的儿童，应于12月龄时进行HIV抗体筛查，筛查结果阴性者，排除HIV感染；筛查结果阳性者，随访至满18月龄，并再次进行HIV抗体检测，如抗体检测结果仍为阳性者应及时进行补充实验，明确HIV感染状态。儿童HIV感染早期诊断与HIV抗体检测服务流程，见图4-1。对于发现的HIV感染儿童进行传染病报告，尽快进行转介和治疗。

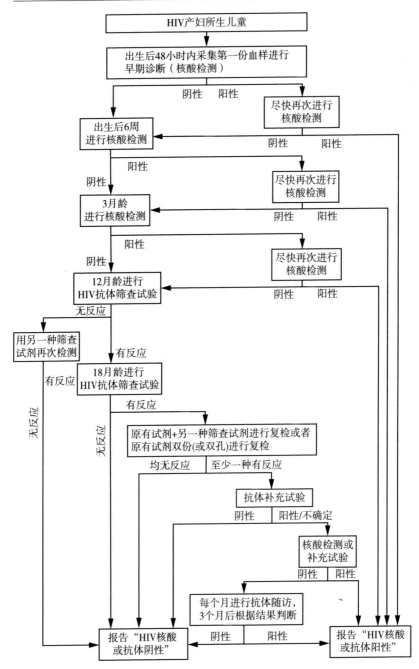

图4-1　艾滋病感染孕产妇所生儿童艾滋病早期诊断与HIV抗体检测服务流程

第六节　HIV感染孕产妇所生儿童疫苗接种

HIV感染孕产妇所生儿童疫苗免疫接种原则：出生时卡介苗不接种或暂缓接种；灭活疫苗可以按时接种；减毒活疫苗禁止接种，具体见表4-7。

表4-7　HIV感染孕产妇所生儿童接种国家免疫规划疫苗建议

疫苗	HIV感染儿童		HIV感染不详儿童		HIV未感染儿童
	有症状或有免疫抑制	无症状或无免疫抑制	有症状或有免疫抑制	无症状	
乙肝疫苗	√	√	√	√	√
卡介苗	×	×	暂缓接种	暂缓接种	√
脊灰灭活疫苗	√	√	√	√	√
脊灰减毒活疫苗	×	×	×	×	√
百白破疫苗	√	√	√	√	√
白破疫苗	√	√	√	√	√
麻腮风疫苗	×	√	×	√	√
乙脑灭活疫苗	√	√	√	√	√
乙脑减毒活疫苗	×	×	×	×	√
A群流脑多糖疫苗	√	√	√	√	√
A群C群流脑多糖疫苗	√	√	√	√	√
甲肝减毒活疫苗	×	×	×	×	√
甲肝灭活疫苗	√	√	√	√	√

注：暂缓接种为确认儿童HIV抗体阴性后再补种，确认HIV抗体阳性儿童不予接种；"√"表示"无特殊禁忌"，"×"表示"禁止接种"。

第五章
预防梅毒母婴传播干预服务技术要点

第一节　梅毒感染孕产妇治疗

一、梅毒感染孕产妇治疗方案

梅毒感染孕产妇治疗方案，见表5-1。

表5-1　梅毒感染孕产妇治疗方案

方案	药物	剂量和用法	给药途径	疗程
推荐方案	苄星青霉素	240万U每周1次	分两侧臀部肌内注射	连续3次为1个疗程
	普鲁卡因青霉素G	一日80万U	肌内注射	连续15日为1个疗程
没有青霉素或青霉素过敏者使用替代方案				
替代方案	头孢曲松	一日1g	肌内注射或静脉给药	连续10日为1个疗程
	红霉素	一次500mg，一日4次	口服	连续15日为1个疗程

二、梅毒感染孕产妇治疗注意事项

1. 同时满足以下条件为规范治疗：①应用青霉素治疗；②按照治疗方案要求进行全程、足量的治疗；③治疗应在分娩前1个月完成。

2. 临产时发现的感染孕产妇，应立即启动并完成1个疗程的治疗。

3. 梅毒螺旋体血清学试验阳性、非梅毒螺旋体血清学试验阴性的孕产妇，应给予1个疗程的治疗。

4. 苄星青霉素治疗期间，若中断治疗超过1周，或采用其他药物（普鲁卡因青霉素、头孢曲松或红霉素）治疗期间，遗漏治疗1日或超过1日，均应重新开始计算治疗疗程并继续治疗。

5. 治疗结束后应当定期随访。每月做1次非梅毒螺旋体血清学试验定量检测，若3～6个月内非梅毒螺旋体血清学试验滴度未下降4倍（2个稀释度），或滴度上升4倍（2个稀释度），或检测结果由阴转阳，应当立即再给予1个疗程的梅毒治疗。

6. 孕期用红霉素治疗的孕妇，在分娩后应使用多西环素复治（多西环素，一次100mg，一日2次，连服15日），治疗期间不能哺乳，所生的婴儿应按照先天性梅毒治疗方案给予相应的治疗。

7. 感染孕产妇分娩前必须进行非梅毒螺旋体血清学试验定量检测，以便与所生新生儿非梅毒螺旋体血清学试验定量检测结果进行比较，作为后续诊治的依据。

第二节　儿童预防性治疗

一、治疗对象

所有梅毒感染孕产妇所生的新生儿。

二、治疗方案

苄星青霉素G，5万U/kg，1次肌内注射（分两侧臀肌）。

三、儿童梅毒感染状况监测和随访

梅毒感染孕产妇所生儿童自出生时开始，定期进行梅毒血清学检测和随访，直至排除或诊断先天性梅毒，见图5-1。

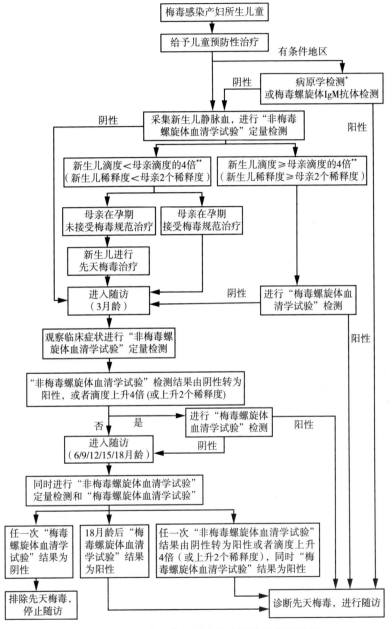

图5-1 梅毒感染孕产妇所生儿童随访及监测流程

注：*病原学检测方法包括暗视野显微镜、镀银染色镜检和核酸扩增试验；**若母亲滴度未知，应尽快进行非梅毒螺旋体血清学试验定量检测。

第三节　先天性梅毒的诊断与治疗

一、先天性梅毒诊断

梅毒感染孕产妇所生儿童符合下列任何一项，可诊断为先天性梅毒。

1. 儿童的皮肤黏膜损害或组织标本病原学检查阳性（病原学检测方法包括暗视野显微镜、镀银染色镜检和核酸扩增试验。

2. 出生时梅毒螺旋体IgM抗体检测阳性。

3. 出生时非梅毒螺旋体血清学试验定量检测结果阳性，滴度大于等于母亲分娩前滴度的4倍（2个稀释度），且梅毒螺旋体血清学试验结果阳性。

4. 出生时不能诊断先天性梅毒的儿童，任何一次随访过程中，非梅毒螺旋体血清学试验结果由阴转阳或上升4倍滴度（2个稀释度），且梅毒螺旋体血清学试验阳性。

5. 18月龄前未能诊断先天性梅毒的儿童，18月龄后梅毒螺旋体血清学试验仍阳性。

二、先天性梅毒治疗

有条件的地区应进行脑脊液检查，包括常规检查及脑脊液梅毒血清学试验，以判断是否有神经系统损害。

1. 脑脊液正常者，可采用预防性治疗方案，即苄星青霉素，5万U/kg，1次肌内注射（分两侧臀肌）。已接受过预防性治疗的先天性梅毒患儿不须重复治疗。

2. 脑脊液异常者可选择以下任意一种方案：①青霉素，一次5万U/kg，每8小时1次（7日内新生儿，每12小时1次），静脉注射，连续10～14日。②普鲁卡因青霉素，一次5万U/kg，一日1次，肌内注射，连续10～14日。

治疗期间遗漏治疗 1 日或超过 1 日，则从再次治疗开始时间起重新计算治疗疗程。

3．如无条件检查脑脊液，按脑脊液异常者治疗。

第六章
预防乙肝母婴传播干预服务技术要点

第一节 乙肝感染孕产妇干预

乙肝病毒表面抗原阳性的感染孕产妇需进行肝功能检测，有条件的地区进行HBV DNA定量检测。依据感染孕产妇血清HBV DNA、转氨酶水平和肝脏疾病严重程度，在医生的指导下进行抗病毒治疗或转诊。

若孕产妇孕中、晚期血清HBV DNA $> 2 \times 10^5$ IU/ml，建议与感染孕产妇充分沟通，在知情同意的基础上，于孕28周开始抗病毒治疗；对于HBV DNA $> 2 \times 10^9$ IU/ml的孕产妇可于孕24周开始抗病毒治疗。若不能进行HBV DNA检测或无检测结果，可依据HBeAg阳性结果于孕28周开始抗病毒治疗。

推荐药物为替诺福韦（TDF）。患有肾病或严重骨质疏松的孕产妇，可应用替比夫定（LDT）治疗。孕产妇用药后中途不建议停药，分娩后应立即停药。应加强产后监测，复查肝肾功能，进行HBV DNA定量检测。

第二节 乙肝感染孕产妇所生儿童干预

一、乙肝免疫球蛋白注射

1. **注射时间** 无论出生后身体状况如何，新生儿均应于出生后12小时内尽早注射。

2. 注射剂量　乙肝免疫球蛋白100IU。

3. 注射方法　肌内注射。

4. 注射部位　必须与乙肝疫苗的注射部位不同。

5. 不可与乙肝疫苗吸入同一注射器内注射。

二、乙肝疫苗接种

分别于出生后12小时内、1月龄、6月龄，完成3次乙肝疫苗接种。

三、儿童喂养

乙肝病毒表面抗原阳性孕产妇可以进行母乳喂养。

四、儿童随访和检测

1. 儿童在完成最后剂次乙肝疫苗接种后1～2个月，应进行乙肝病毒表面抗原和表面抗体检测，明确母婴传播干预效果。检测方法首选酶联免疫吸附试验（ELISA）或化学发光免疫试验（CLIA），不具备条件的地区也可采用胶体金标记免疫分析法。

2. 按要求上报所有乙肝病毒表面抗原阳性孕产妇及其所生新生儿产时的个案信息和部分儿童12月龄内的随访及检测情况。部分儿童指孕中、晚期血清HBV DNA＞2×10^5IU/ml或HBeAg阳性母亲所生儿童。

五、注意事项

若新生儿体重＜2000g者，也应在出生后尽早接种第1剂乙肝疫苗，并在婴儿满1月龄、2月龄、7月龄时按程序完成3剂次乙肝疫苗接种；危重症新生儿，如极低出生体重儿（出生体重＜1500g者）、严重出生缺陷、重度窒息、呼吸窘迫综合征等，应在生命体征平稳后尽早接种第1剂乙肝疫苗。

第七章
HIV和梅毒感染妇女及所生儿童的转介

第一节　HIV感染孕产妇及所生儿童的转介

一、HIV感染孕产妇

1. 孕情转介　医疗机构在明确孕妇HIV感染后，及时将相关信息转介至辖区县级妇幼保健机构预防母婴传播管理办公室。

2. 抗病毒治疗　县级妇幼保健机构预防母婴传播管理办公室，将感染孕产妇转介至指定的抗病毒治疗机构，为其提供免费抗病毒治疗。抗病毒治疗机构在用药前、用药过程中进行CD4$^+$T淋巴细胞计数、病毒载量等相关检测。县级妇幼保健机构预防母婴传播管理办公室和辖区抗病毒治疗机构做好信息交流。

3. 孕期保健和安全助产　县级妇幼保健机构预防艾滋病母婴传播办公室在获得HIV感染孕妇相关信息后，结合辖区实际情况，交由本机构或转介至其他指定医疗机构开展孕期保健和安全助产工作。

4. 分娩后转介　孕产妇分娩后，助产机构及时将分娩信息转介至区县级妇幼保健机构预防母婴传播管理办公室。县级妇幼保健机构预防母婴传播管理办公室掌握辖区HIV感染孕产妇分娩信息，于产妇分娩42天后，将产妇转介至县抗病毒治疗中心，由县抗病毒治疗中心继续对其随访。

二、HIV感染孕产妇及所生儿童

县级妇幼保健机构预防母婴传播管理办公室掌握HIV暴露儿童分娩信息后，由县级妇幼保健机构负责为儿童提供后续随访。结合辖区工作实际，可将儿童随访工作适量下沉至卫生院、村母婴员，由县级妇幼保健机构、卫生院和村母婴员共同完成儿童定期随访服务。县级妇幼保健机构、卫生院和村母婴员做好随访信息交换。

三、HIV感染儿童的转介

1. 两次HIV早期诊断阳性儿童，由县级妇幼保健机构转介至辖区抗病毒治疗机构接受抗病毒治疗，县级妇幼保健机构继续为患儿提供儿童保健随访服务至18月龄。

2. 满18月龄HIV抗体检测为阳性的儿童，由县级妇幼保健机构转介到辖区抗病毒治疗机构接受儿童抗病毒治疗。

3. 两次早诊阳性儿童和满18月龄确诊感染儿童，要上报传染病信息卡。

第二节　梅毒感染孕产妇及所生儿童的转介

医疗保健机构在明确孕妇梅毒感染状态后，填写附表4，为其提供免费治疗，并将信息转介至县级妇幼保健机构预防母婴传播管理办公室，由县级妇幼保健机构预防母婴传播管理办公室对孕妇进行后续随访。

助产机构为梅毒感染孕妇提供安全助产服务，分娩后填写附表5，将孕产妇和所生儿童信息转介至县级妇幼保健机构预防母婴传播管理办公室。

县级妇幼保健机构提供儿童后续随访，填报附表6，直至儿童诊断先天性梅毒感染或明确排除感染。可将梅毒感染孕产妇及所生儿童随访工作适量下沉至卫生院、村母婴员，由县级妇幼保健机构、卫生院和村母婴员共同完成儿童定期随访服务。县级妇幼保健机构、卫生院和村母婴员做好随访信息交换。

第八章
艾滋病单阳家庭管理

第一节　单阳家庭监测

单阳家庭指夫妻双方（包括同居3个月以上的异性性伴侣）中一方为HIV感染者，而另一方为HIV抗体阴性的家庭，其中阴性一方又被称为单阳配偶。

医务人员应对单阳家庭提供以下服务。

（1）阳性咨询。

（2）动员HIV感染方尽早接受抗病毒治疗。

（3）配偶告知动员（自行告知、协助告知、责任告知）见图8-1。

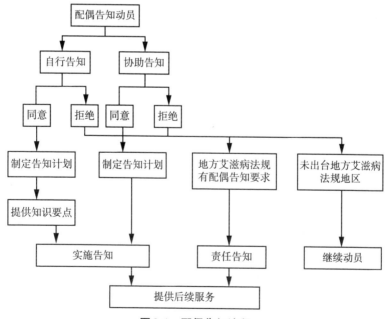

图8-1　配偶告知流程

（4）单阳家庭中HIV阴性方，每年进行HIV抗体筛查1～2次，男性单阳家庭有生育意愿的配偶建议每3个月进行一次HIV抗体筛查。

（5）应持续定期强化单阳家庭避孕套正确使用的知识及避孕套使用的重要性。

（6）对未采取节育措施的感染育龄妇女和男性单阳家庭配偶实行每2个月1次的孕情监测，促进孕情早发现。

（7）对怀孕的男性单阳家庭配偶开展孕早期、孕中期、孕晚期和产时的HIV抗体检测，及时了解感染状况。

第二节　生育指导及预防HIV感染

1. 有生育意愿的单阳家庭应到抗病毒治疗中心、妇幼保健中心等专业机构寻求正规的怀孕指南，并在专业指导下受孕。

2. 在尝试妊娠前，应对伴侣进行生殖道感染的筛查和治疗。

3. 在尝试妊娠前，HIV阳性的性伴侣应该获得最大程度的病毒学抑制，这也是备孕的关键。

4. 单阳家庭当HIV感染伴侣接受抗病毒治疗并实现持续的病毒抑制时，无避孕套性行为仅限于排卵前2～3天和排卵日（受孕高峰），这是一种有效避免HIV传播风险的受孕方法。

5. 单阳家庭中，在HIV感染者无法实现病毒抑制或病毒抑制状况未知的情况下，如果试图通过无套性交受孕，建议对未感染HIV伴侣进行抗病毒暴露前预防，以减少传播风险。建议无套性行为的时间限制在受孕高峰时期。暴露前后预防用药可采用恩曲他滨、替诺福韦或TDF＋3TC＋LPV/r。单阳家庭可选人工授精。

6. 女HIV（＋）男HIV（－）家庭生育流程，见图8-2。

7. 男HIV（＋）女HIV（－）家庭生育流程，见图8-3。

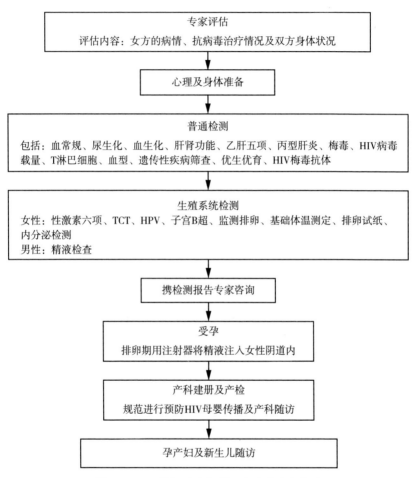

图8-2 HIV单阳（女阳男阴）家庭生育指导

注：①孕前抗病毒方案含有DTG者，需将DTG更换为LPV/r；②受孕方式可采取收集男方精液于干净容器内，用注射器注入女方阴道内。

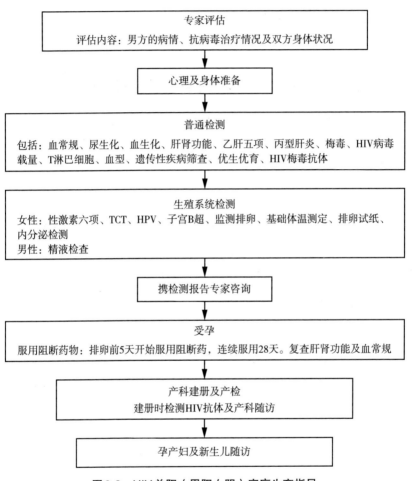

图 8-3 HIV 单阳（男阳女阴）家庭生育指导

第九章
信息收集与上报

一、预防艾滋病、梅毒和乙肝母婴传播工作月报表

由各级医疗卫生机构于每月初及时将上月的工作月报表（本机构填写部分）上报至本辖区的县（市）级妇幼保健机构，各级妇幼保健机构负责收集、整理、汇总和审核，并及时进行数据信息的网络报告。

二、预防艾滋病、梅毒和乙肝母婴传播系列个案登记

系列个案登记具体要求，见表9-1。表格详情参见《预防艾滋病、梅毒、乙肝母婴传播工作规范（2020年版）》（可从国家卫生健康委网站下载http：//www.nhc.gov.cn/）。

表9-1 系列个案登记卡及填报要求

表格编码	表格种类	填报要求
附表1	HIV感染妇女基本情况	明确艾滋病感染状态后5日内完成填报。既往确诊感染者，也在本次了解感染状态5日内完成填报
附表2	HIV感染孕产妇妊娠及所生新生儿情况	1. 分娩后及出院前完成填报 2. 对发生自然流产、人工终止妊娠、死亡或失访等其他妊娠结局的HIV感染孕产妇，应在获知其结局后的5日内完成填报
附表3	HIV感染产妇及所生儿童随访情况	HIV感染产妇所生儿童满1、3、6、9（8）、12、18个月后5日内完成随访并填报
附表4	梅毒感染孕产妇基本情况	明确感染后的5日内完成填报

续 表

表格编码	表格种类	填报要求
附表5	梅毒感染孕产妇及所生新生儿情况	1. 分娩后及出院前完成填报 2. 对发生自然流产、人工终止妊娠、死亡或失访等情况的梅毒感染孕产妇，应在获知其结局后的5日内完成填报
附表6	梅毒感染产妇所生儿童随访情况	儿童出生后的3、6、9、12、15、18个月时提供随访及梅毒相关检测服务，并在每次随访后5日内及时填报
附表7	乙肝感染孕产妇及所生新生儿个案登记卡	于乙肝感染孕产妇分娩后及出院前完成填报
附表8	乙肝感染产妇所生婴儿随访卡	由随访机构在获得乙肝病毒血清学检测结果后的5日内完成填报

注：①所有纸质表格在填写完成后5日内加盖单位公章后上报辖区县（市）级妇幼保健机构。②艾滋病或梅毒感染产妇所生儿童已满18月龄、乙肝暴露儿童已满12月龄，在不了解其最终结局前，应在随后的3个月内连续随访3次，如仍无法得到该儿童的诊断结果及相关信息的情况下，可定义为儿童失访，并于最后一次随访后的5日内填写完成相应内容。

第十章
职业暴露的预防与处理

第一节　预防职业暴露

在所有情况下都应遵循标准防护原则，该原则适用于所有患者和所有医疗服务过程。

医务人员暴露于含有艾滋病、乙肝病原体的血液、体液或梅毒感染性病灶时，具有极高的职业暴露风险，尤其是从事侵入性诊疗操作时，包括采血、助产服务及外科手术。

1. 如何将职业暴露风险降至最低

（1）实施标准防护措施。要求对所有人进行正确处理感染性废弃物的培训；提供必要的物资，如消毒剂、一次性手套、一次性注射器和锐器处理盒；建立保障措施并落实。

（2）对医务人员进行预防暴露的持续培训。

（3）医务人员接种乙肝疫苗。

2. 标准防护措施内容

（1）洗手。

（2）使用个人防护用品。

（3）安全握持和处理锐器。

（4）器械的消毒灭菌。

（5）医疗废弃物处理。

（6）环境控制（常规护理，床、床栏、床边物品以及其他经常接触的物体表面的清洁和消毒）。

3. 产时及分娩中的标准防护

（1）使用防水敷料覆盖开放伤口。

（2）在暴露于血液或体液时，使用防护用品（如手套、防水围裙、护目镜等）。

（3）缝合时使用持针器。

（4）使用容器传递锐器，而不能直接用手传递。

（5）如果血液喷溅到皮肤，应立即用肥皂和清水冲洗；若喷溅到眼睛，应用清水冲洗。

（6）按照当地规定，正确处理固体废弃物（血液浸透的衣物和胎盘）。

（7）患有皮炎的医务人员不应在产科工作。

第二节　职业暴露后预防与治疗

一、职业暴露后预防

所有医疗保健人员都存在职业暴露风险。职业暴露后预防（PEP）的关键点：①短程治疗。②向未感染的医务人员提供。③在明显职业暴露后应用。④减少医务人员感染机会。

（一）职业暴露后需采取6项措施

1. 暴露部位的初步处理。

2. 对暴露源的评估

（1）什么样的暴露，何时发生的暴露？

（2）暴露源是否为HIV或乙肝病毒感染者？

3. 对医务人员的评估

（1）是否为HIV感染或HBsAg阳性？

（2）是否接种过乙肝疫苗？如已接种疫苗，免疫反应是否充分？

（3）识别其他医疗情况。

4. 决定是否有必要采用预防艾滋病或乙肝的暴露后预防。

5. 为医务人员提供随访和咨询。

6. 事件报告

（1）提供暴露后预防的医疗卫生机构应对每一例医务人员职业暴露进行填表。

（2）包括所有暴露病例：发生临床明显暴露及无需进行暴露后预防性治疗的病例。

（3）报告后，医疗卫生机构应留存复印件。

温馨提醒：暴露风险评估可咨询有关专家，向主管部门报告，遵循保密原则。

（二）暴露部位的初步处理

1. **皮肤伤口**　用流动水和肥皂清洗3分钟；使用碘伏消毒伤口；切忌用力挤压伤口。

2. **黏膜暴露**　用流动水冲洗10分钟，眼部黏膜暴露不要使用任何滴眼液或治疗药物。

二、职业暴露后预防治疗

（一）HIV职业暴露后预防治疗

根据暴露级别和暴露源病毒载量水平，由当地疾病预防控制中心对发生HIV职业暴露的医务人员实施预防性用药方案。

1. **治疗时机**　暴露后2小时内开始，最好在4小时内用药，即使超过24小时也需用药。

2. **治疗方法**

（1）针刺伤和明显黏膜暴露时：AZT/TDF＋3TC，共4周。

（2）被空心针造成深度针刺伤时：AZT/TDF＋3TC＋LPV/r或EFV，共4周。

（3）暴露后4周、8周、12周和6个月复查HIV抗体。

（4）暴露人员不要献血，采取安全性行为，直至6个月后排除HIV感染。

（二）梅毒职业暴露后预防治疗

关于梅毒职业暴露后感染的风险没有证据，但是一旦发生明显的职业暴露应当做到以下几点。

（1）对于暴露的医务人员进行梅毒血清学检测，以排除既往感染和了解基线滴度。

（2）暴露后24小时内：苄星青霉素240万U，肌内注射，1次。

（3）暴露后第1个月，第3个月进行梅毒血清学检测。

（三）乙肝职业暴露后预防治疗

立即注射乙肝免疫球蛋白，同时按照0、1、6个月，接种3剂乙肝疫苗。